ESSAI ANALYTIQUE

SUR

Les Eaux minérales, sulfureuses froides de la Roche-Posay, département de la Vienne;

PRÉSENTÉ

A Monsieur COCHON, Préfet du département de la Vienne,

Par le Docteur JOSLÉ, ancien Médecin des Armées, Médecin de l'Hôpital et des Prisons de Poitiers, Médecin militaire ataché audit Hôpital, Membre du Jury médical du département et de plusieurs Sociétés savantes.

Inde Salus. ... undequaque decurrit.

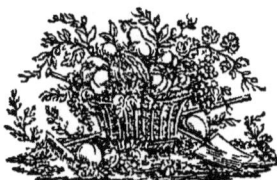

A POITIERS,

De l'Imprimerie de FRANÇOIS BARBIER, Imprimeur de la Préfecture.

AN XIII. = M.DCCC.V,

INTRODUCTION
OU AVANT-PROPOS.

DE tous les agens de la nature le plus commun et le plus puissant, c'est l'eau : long-temps considérée comme substance simple ou élémentaire parce que ses principes constitutifs avoient échapé aux recherches de l'analyse, il a fallu que le flambeau de la chimie moderne vint éclairer la science pour développer toutes les ressources, et l'eau a été décomposée dans nos laboratoires, et on a fait de l'eau avec les produits de sa décomposition ; l'erreur de tant de siecles a été détruite, et l'eau n'est plus un élément. Suivons-la dans ses raports généraux et à chaque pas nous en rencontrerons la preuve. Ici, elle décompose les corps avec lesquels elle se trouve en contact ; là, elle est décomposée par eux ; partout elle forme les mélanges les plus intimes, les mixtes les plus variés. Asservie aux loix immédiates des affinités, elle altere, change ou modifie tous les corps soumis à son influence, les terres, les minéraux, le souffre, les sels, quelques parties bitumineuses, les

A 2

émanations gazeuses que souvent elle-même
dévelope, forment avec elle autant de combinaisons différentes, soit qu'elle les tiene
en suspension ou en dissolution, soit qu'elle
s'unisse intimement à eux. C'est d'après ces
modifications de l'eau en général, qu'on se
rend facilement raison de l'inexactitude de
nos connoissances sur les principes qui cons-
tituent particuliérement les eaux minérales.
Quelques sources ont été suivies et exami-
nées avec le plus grand soin par les maîtres de
l'art, et laissent pourtant encore beaucoup de
choses à désirer (a). Le plus grand nombre
n'a point encore eté analysé, ou l'a été mal,
autant en raison des difficultés de l'analyse
qu'à défaut de connoissances suffisantes, et
il reste pour vérité démontrée » qu'on ne
» peut bien compter sur aucune analyse que
» lorsqu'avec de l'eau pure et les mêmes
» substances qu'elle aura données, on aura
» recomposé une eau minérale absolument
» semblable à celle qu'on aura analysée » (b).

(a) Il faut en excepter l'analyse des eaux minérales d'Enghien
par M. de Fourcroy, qui est un vrai chef-d'œuvre dans ce genre et
qui nous a servi de guide dans nos recherches.

(b) M. T. Bergmann, Opuscules chimiques et physiques.

C'est encore aux découvertes et aux progrès de la chimie moderne que nous devons les connoissances acquises sur les propriétés physiques et chimiques des eaux. Pendant long-temps elles n'avoient été connues et distinguées que par les qualités qu'elles offroient aux sens : ainsi *Hippocrate* reçomandoit celles qui étoient limpides, légeres, exemptes de saveur et d'odeur, et qui couloient d'orient à l'occident (*a*); il proscrivoit comme nuisibles les eaux dures, salées, alumineuses; celles des lacs, de marais, etc. L'analyse n'avoit point encore été appliquée aux eaux lorsque *Boyle*, guidé par les expériences de *Gassendi* et ses lumineuses observations fit connoître en 1663 l'effet de plusieurs réactifs sur les eaux. Ses succès et ses découvertes éveillerent bientôt l'attention de tous les savans qui s'occupoient de cette partie, et on vit la lumiere se répandre à grands flots sur ce nouveau domaine que venoit d'acquérir la science (*b*).

(*a*) Cette observation tenoit sans doute au pays qu'habitoit le prince de la médecine.

(*b*) Tous les physiciens et chimistes de l'Europe s'en sont occupés et plus particuliérement *de Hierne, Vallerius, Regis, Didier, Boulduc, Burlet, Géoffroy, Duclos, Allen, Lister, Black, le Roy,*

Les eaux minérales avoient long-temps été divisées et classées par les caracteres les plus tranchans qu'elles avoient présentés aux analyses incompletes qu'on en avoit faites; de là, la dénomination d'eaux nitreuses, alumineuses, acidules, salées, martiales, bitumineuses, sulfureuses, salubres, mortelles, froides, tiédes, chaudes. Une nouvelle division beaucoup plus méthodique, bâsée sur les connoissances acquises et présentée par M. *de Fourcroy*, offre le tableau complet de toutes les eaux minérales connues et les renferme toutes; il les divise en neuf ordres, savoir : eaux acidules froides, acidules chaudes ou thermales, salées sulfuriques, salées muriatiques, sulfureuses simples, sulfurées gazeuses, ferrugineuses simples, ferrugineuses et acidules et ferrugineuses sulfuriques. Les divisions et subdivisions que l'on peut faire encore, se ratachent toutes à ce grand câdre, qui ne laisse plus rien à désirer. Nous avons apelé celles dont nous nous occupons *sulfureuses froides*, et c'est, d'après notre travail, que

Margraff, Hoffmann, Kenkel, Seip, Venel, Lucas, Cartheuser, Priesley, Monnet, Morveau, Beaumé, des Yeux, Gioanetti, Bergmann, Fourcroy, Chaptal, &c,

nous avons jugé que c'était l'ordre dans lequel elles doivent être établies, nous espérons pouvoir le justifier.

En entreprenant de faire l'analyse des eaux de la Roche-Posay, nous ne nous sommes pas dissimulés la difficulté du travail; mais nous avons dû répondre à l'invitation et au zèle de Monsieur le Préfet du département de la Vienne qui nous a confié cette tâche honorable; ce Magistrat éclairé dont la sollicitude s'étend à tout ce qui peut contribuer au bien-être de ses administrés a voulu savoir si ces eaux minérales qui faisoient une partie des richesses de son département méritoient réellement toute la réputation qu'elles ont eues (*a*); si elles n'avoient rien perdu de leur anciene vertu; si elles offroient un moyen de guérison qui ne put décevoir l'espoir de ceux qui y auroient recours, et lui même a bien voulu assister à une partie de cette opération, à l'époque d'une tournée qu'il fit au mois de fructidor dernier.

_____

(*a*) La mort de M. *de Foudras* qu'on leur attribua dans les temps, ne peut rien leur faire perdre de leur réputation, parceque tout le monde sait aujourd'hui qu'il mourût à l'abbaye de la Merci-Dieu d'une indigestion qu'il contracta, le jour qu'il prit médecine, pour se disposer à l'usage des eaux.

Dans toutes les recherches qu'on se propose, en général, le moyen le plus sûr de parvenir utilement à son but, c'est le sage emploi d'une méthode analytique. Les procédés de cette méthode, dans les arts comme dans les sciences, sont toujours les mêmes; et conduisent à des résultats, ou certains ou du moins les plus approximatifs possibles de la vérité : observer les formes, les raports extérieurs, les positions respectives des objets : analyse de description; leur méchanisme intérieur, leur organisation intime, leurs parties constituantes, leur raport réciproque: analyse de décomposition; inférer enfin des conséquences justes et démontrées par l'observation et les résultats des opérations précédentes: analyse de déduction.

Telle est la marche que nous nous sommes tracée et que nous avons suivie dans nos recherches sur les eaux de la Roche-Posay, nous allons les faire précéder de ce qu'on en a dit avant nous, afin de ne rien omettre de ce qui peut leur être relatif.

ESSAI

ESSAI ANALYTIQUE

Sur les Eaux minérales, sulfureuses froides de la Roche - Posay, département de la Vienne.

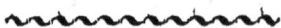

~~~~~~~~~~~

Analyses qui ont été faites des Eaux minérales de la Roche-Posay.

Il paroît très-difficile d'assigner l'époque à laquelle on a reconu les vertus minérales des eaux de la Roche-Posay, elle se perd dans la nuit des temps ; les livres et la tradition, n'en assignent aucune. La premiere analyse qui nous est connue, est celle qu'en fit M. *Milon*, Docteur de la faculté de Poitiers, et premier Médecin de Henri IV et de Louis XIII. Il en connoissoit les qualités médicinales, il en avoit apprécié les succès par l'expérience, et au mois d'août 1615, il en fit l'analyse ; il déclare, d'après son opération, que cette eau contient deux minéraux légers., du soufre et du nitre ; il indique les maladies auxquelles elles peuvent convenir, et il est certain qu'il employa tout son crédit pour leur donner de la célébrité.

Les eaux de la Roche-Posay furent comprises dans l'analyse générale des eaux minérales de la France qui

B

fut présentée à l'Académie des sciences en 1670 et
1671 par M. *Duclos*, Médecin, membre de cette
Académie. Il résulte des recherches & des expériences
de ce savant, que ces eaux minérales contienent du
sel commun uni à un peu de terre grise indéterminée,
qui se décompose par l'évaporation en petits grumaux
sabloneux ; le vinaigre distillé a donné à cette eau
une couleur d'hyacinthe, qui disparoissoit bientôt, en
précipitant une poussiere brune qui sembloit sulfurée ;
le résidu terreux de l'évaporation n'étoit plus dissoluble dans le vinaigre.

Au mois d'août 1736 ou 1737, M. *Martin* de
Châtellerault, Médecin de l'Université de Montpellier, éprouva aussi les salutaires effets des eaux minérales de la Roche-Posay, il en fit l'analyse, et voici
le résultat de ses expériences ; il commence par faire
la description de la fontaine et il dit qu'elle est divisée
en quatre petits Bassins dont un n'est que le dégor-
geoit des trois autres ; il a cru voir, sans cependant
l'assurer positivement, que mal-gré que l'eau des trois
bassins parût se toucher, elle n'étoit point du tout la
même, puisqu'elle donnoit des résultats différens ;
il observe que l'eau de ces bassins est recouverte, en été,
d'une péllicule blanchâtre, et qu'ils contiennent tous
du nitre et du soufre ; qu'il y en a deux qui sont
chargés de fer dont un en moindre quantité ; que celui
qui a moins de fer contient plus de soufre ; qu'il a
reconu la présence du fer à la couleur brune qu'il
donnoit aux pierres du bassin ; et celle du nitre parce

qu'il en avoit retiré du sel, qui n'étoit autre chose que
du nitre, chargé de soufre à la dose de dix-huit
grains par pinte; enfin la présence du soufre lui a été
démontrée par l'odeur sulfureuse de la vase qui sentoit
la poudre à canon. M. *Martin* ayant soumis aux
réactifs l'eau de la roche, la noix de galle a donné
une couleur rembrunie tirant sur l'oranger; le vitriol
a donné à la teinture que l'eau du premier bassin avoit
tiré de la noix de galle, une couleur blanchâtre semblable au lait virginal étendu avec de l'eau; & à la
même teinture des deux autres une couleur verte; elles
n'ont fait aucuns changement à la teinture de tournesol; M. *Martin* ainsi que M. *Milon* terminent leur
ouvrage en indiquant les maladies auxquelles ces eaux
peuvent convenir, autant guidés d'après leurs propres
expériences, qu'en raison des principes minéralisans
qu'ils y ont reconnus; nous les indiquerons en traitant
des propriétés de ces eaux, afin d'étayer notre avis
de leur autorité.

En rendant le tribut d'éloge que nous devons aux
travaux que nous venons de raporter, considérés rela-
tivement aux temps où ils ont été faits, nous devons
observer combien ils laissent encore de choses à désirer;
plusieurs principes ont échapés et dû nécessairement
échaper à leurs recherches; ils en ont admis d'autres
dont la présence ne peut être démontrée, et ils ont
méconnu une partie de ceux qu'ils ont rencontrés;
c'est du moins-là l'opinion qui doit résulter du travail
que je vais exposer,

DESCRIPTION *topographique.* — *Propriétés physiques.*

La petite ville de la Roche-Posay est située à l'est de Poitiers et à neuf lieues de distance, au sud-est de Châtellerault et à cinq lieues de distance, elle borne à droite le département de l'Indre, et à gauche le département d'Indre et Loire ; elle est assise sur la pointe d'une colline qui domine la Creuze qui coule au pied, et la ville elle même est dominée par une autre colline qui s'étend vers le sud. Le sol de cette dernière est recouvert par une terre noire végétale qui se manie facilement, et se prête à toute espece de culture. On y exploite dans un rayon de plus de deux mille metres, plusieurs marnieres de bonne qualité dont les produits servent avantageusement l'agriculture ; on y rencontre plusieurs bancs de pierre calcaire, qui mal-gré qu'elle soit fort tendre, sert avantageusement à la construction. La plus grande partie des pierres qu'on rencontre à la surface du terrain, sont des silex durs et compacts qui sont recouverts d'une croûte noirâtre ; là et dans tous les environs la nature cultivée dévelope ses richesses avec abondance, les arbres, les fruits, les moissons, les légumes, tout végete avec force et remplit l'espoir du cultivateur.

C'est du pied de cette colline, à mille metres ou environ de la ville, que s'échape une source d'eau minérale en deux petits jets de la grosseur d'un tuyau de plume, lesquels sont reçus dans un bassin de quatre

metres au caré ; ce bassin est partagé en quatre parties
égales par un mur en forme de croix d'un metre de
hauteur qui forme par conséquent quatre petits bassins
d'un metre carré. M. *Martin* a cru voir, comme nous
l'avons déja observé, que trois de ces bassins conte-
noient chacun une source particuliere avec des qualités
différentes, ou bien les mêmes vertus à un dégré diffé-
rent ; tout sert à prouver le peu de fondement de
cette opinion qui s'est beaucoup acréditée dans le pays
sur son assertion, et qu'il est important de détruire.
D'abord il est évident que de ces quatre petits bassins
deux étant supérieurs, c'est-à-dire, placés immédiatement vers la source, le troisieme n'est que le dégorgeoir du second et le quatrieme de tous les trois
puisque la seule rigole de dérivation qu'il y ait est
placée devant lui ; l'eau du troisieme bassin ne peut
donc différer de celle du second puisqu'il la reçoit
immédiatement de lui, autrement il n'auroit pas d'écoulement ; d'ailleurs le mur en forme de croix qui les sépare
tous et qui date de plus de cent quatre-vingts ans,
laisse nécessairement filtrer beaucoup d'eau qui par son
mélange devient bientôt la même. De plus on voit
évidemment l'eau sourdre du fond du premier et du
second bassin, tandis qu'on ne voit rien sortir du fond
du troisieme ; l'eau des deux premiers bassins, quoi-
qu'un peu louche, est bien plus claire que celle des
autres qui conserve toujours une couleur d'opale ; et
cette transparence ne peut être attribuée qu'au mouvement que lui imprime le jet qui part du fond.

Maintenant l'eau des deux premiers bassins, est-elle d'une nature différente ? cela ne peut se supposer; parce que sourdant très-près l'une de l'autre, c'est-à-dire à deux tiers de metre de distance, elle semble bien tenir au même tronc; parce que ne différant point de gout & d'odeur, elle donne à l'analyse absolument les mêmes résultats : d'ou il faut conclure que l'opinion, de M. *Martin* est sans fondement, qu'il n'y a qu'une seule et même sources en deux jets différens, et qu'il, faut se ratacher à l'opinion de M. *Milan* qu'il les a, jugées de même nature et qualité.

An sortir du quatrieme petit bassin qui, comme, nous l'avons dit, sert de dégorgeoir aux trois autres, l'eau s'échape par un petit canal d'environ un demi metre de largeur sur soixante de longueur, et va bientôt se répandre dans la prairie voisine où elle se perd dans les terres, à moins que le ruisseau venant à se grôssir par la réunion des eaux pluviales qui descendent de la colline, n'aille porter à la riviere le foible tribut de ses ondes.

Le fond des bassins et du ruisseau contient une boue d'un gris noirâtre de laquelle il s'éleve très-souvent. des bulles de fluide élastique, mais qui sont bien plus grôsses et plus fréquentes si cette vase est légérement agitée ; les pierres des murs qui baignent dans l'eau sont recouvertes d'une croûte noire pénétrante de quelques centimetres et absolument semblable à celle qui enduit les silex qu'on trouve épars sur la surface. du terrain environant; il est à remarquer qu'il ne croît.

aucune espece de plantes ni dans les bassins, ni dans le trajet du petit fossé qui les dégorge ; on voit seulement beaucoup de pëtits joncs dans la mauvaise prairie qu'il arose & on n'y voit d'autres animaux ou insectes que quelques grenouilles qui sont d'un vert foncé semblable à celui des bouteilles.

Parmi les eaux minérales sulfureuses connues, il n'en est qu'un très-petit nombre qui ne soient thermales ; telles que celles de Montmorenci, d'Enghien, de Medwi, etc.; celles de la Roche-Posay sont dans la même classe : leur température n'est cependant toujours au niveau de celle de l'atmosphere et présente à ce sujet des phénomenes qui tiennent à leurs principes minéralisans & qui, sans avoir encore été expliqués d'une maniere bien satisfaisante, ont cependant été souvent observés. Le 20 fructidor an 11, à quatre heures du matin, le thermometre de *Réaumur*, à l'air libre étoit à 15 degrés $\frac{2}{10}$, plongé dans la fontaine, le mercure est monté à 16 degrés $\frac{1}{2}$; à une heure, le thermometre, à l'air libre, étoit à 23 degré, plongé dans la fontaine, il est descendu à 18 degré $\frac{4}{10}$; à sept heures du soir le thermometre étoit encore à 22 dégrés $\frac{1}{2}$, plongé dans la fontaine il descendit à 17 dégrés $\frac{7}{10}$. La même expérience répétée plusieurs jours a toujours donné les mêmes résultats, à peu de choses près.

Dans les beaux jours de printemps, d'été et d'automne, l'eau de la Roche-Posay répand à 25 et 30 metres à la ronde, une assez forte odeur de sulfures alcalins qui est remarquée et sentie par tout le monde; cette odeur diminue sensiblement lorsqu'on aproche des bords de la fontaine et devient presqu'insensible. On se rend facilement raison de ce phénomene parcequ'on sait que l'air atmosphérique a la vertu particuliere de décomposer le gaz hidrogene, mais cette décomposition ne s'opere que lentement, et à fur et mesure que l'hydrogene se dégage de la fontaine, il est envelopé par l'air atmosphérique qui est plus pesant que lui, son odeur ne se fait sentir que lorsqu'il a été suffisament saturé et déja il est loin de la fontaine, emporté par les courans d'air avec lesquels il se dissipe.

L'eau de la fontaine qui ne renouvelle pas souvent sa surface est bien plus facilement dégazée par son contact continuel avec l'air atmosphérique, que celle qui la renouvelle plus souvent par un moyen quelconque, c'est ainsi, qu'à l'aide de cette théorie, nous expliquons pourquoi l'eau des troisieme et quatrieme bassins est plus trouble que celle du premier et du second qui reçoit un certain mouvement du jet qui sort du fond de ces bassins. Les substances qui étoient tenues en dissolution par le gaz hydrogene qui se dégage, ne sont plus que suspendues dans l'eau et lui donnent cette couleur louche ou d'opale que nous avons déja observée; c'est aussi de cette maniere que nous expliquons pourquoi l'eau qui se trouve dans les inégalités du terrain qui borde le petit ruisseau, est beaucoup plus trouble que toutes celles de la fontaine,

parce

parce qu'elle éprouve un dégré de décomposition bien plus grand, qui résulte des accidens que nous venons d'expliquer.

La saveur de l'eau de la Roche-Posay différe peu de celle de l'eau commune ; on y distingue cependant un goût fade et désagréable qui tient un peu de celui de l'œuf couvé, et qui pouroit bien être autant attribué au sens de l'odorat qu'à celui du goût ; c. qu'il y a de vrai, c'est que les animaux n'y répugnent pas, puisque souvent ils vienent s'abreuver à la fontaine qui fut d'une grande ressource aux habitans du pays pendant les grandes chaleurs de l'an 11.

Les informations les plus exactes prises sur les lieux prouvent que l'eau de la fontaine ne gele jamais, même pendant les hivers les plus rigoureux, et qu'elle a toujours à peu près la même quantité d'eau pendant les plus grandes sécheresses. Il n'a pas été possible de constater d'une maniere certaine, si l'eau couloit plus abondament pendant les grandes pluies, parce que la mauvaise disposition du bassin l'expose à être inondé par l'écoulement des eaux pluviales qui s'y rendent de toutes les parties qui lui sont supérieures.

Pour reconoître la pesanteur spécifique des eaux de la Roche-Posay, nous nous sommes d'abord servis de l'aréometre de *Beaumé*, comparativement à l'eau de la Creuse, il n'a donné aucune différence : alors nous avons eu recours à un autre moyen ; une bouteille contenant seize onces d'eau de la fontaine, pesoit six grains de plus que pareille quantité d'eau de la riviere.

C

ANALYSE par les réactifs.

Les eaux les plus pures qu'on puisse obtenir, quel que soit le soin que l'on mette à les recueillir, sont encore susceptibles d'être altérées autant par les saisons, les climats, que par les différentes couches qu'elles sont obligées de traverser ; elles doivent donc varier autant par la quantité que par la qualité des principes qu'elles contienent ; ainsi, les unes sont mortelles, les autres curatives ; celles - ci convienent aux brasseries, aux boulangeries, à la coction des légumes, etc.; celles-là au blanchiment des toiles, à la préparation des cuirs, à la teinture, etc. : chacune d'elles contient donc des principes qu'il est important de reconoître, pour les appliquer à tel ou tel autre usage, ou pour les éviter dans telle ou telle autre circonstance. Ce n'est qu'à l'aide de l'analyse, qu'on peut espérer d'atteindre ce but. Les chimistes ont adopté trois manieres de faire l'analyse des eaux, par les réactifs, l'évaporation et la distillation; de ces trois méthodes nous n'avons point employé la derniere, parce que nous sommes intimement persuadés, comme l'ont observé MM. *Guanetti, de Morveau et de Fourcroy*, que ce procédé ne peut pas donner de résultats bien exacts ; l'air atmosphérique contenu dans l'appareil pneumato-chimique, altere et décompose bientôt les gaz qui se dégagent, et surtout l'hydrogene ; quelles que soient les précautions qu'on prene, il est presqu'impossible d'empêcher l'eau en ébulition de remonter dans les tubes et de troubler

ainsi toute l'opération. Les deux autres méthodes employées ne nous ayant point offert les mêmes inconvéniens, nous allons rendre compte successivement
des résultats que nous avons obtenus.

Les réactifs employés comme moyens analytiques
pour démontrer les substances constitutives des eaux
minérales, font facilement reconoître les acides, les
alcalis, les métaux, les différentes bases terreuses avec
lesquelles ils sont combinés, mais ils n'indiquent pas
toujours à quel acide ou à quel alcali telle base est combinée, et par conséquent la véritable nature des matieres dissoutes dans l'eau; il faut donc avoir recours
aux connoissances des attractions électives doubles,
pour déterminer plus facilement l'union réciproque de
deux bases et de deux acides. Il restera toujours dans
ces opérations une difficulté bien grande à surmonter,
ce sera de reconoître exactement la nature et la qualité des précipités obtenus par les réactifs; ils se res-
semblent tellement, que leurs caracteres distinctifs sont
pour ainsi dire imperceptibles, sur-tout à des ieux peu
exercés et qui sont obligés d'opérer sur de petites
masses qui ne contienent de substances minéralisantes, ou fixes, ou volatilles, qu'à de très-petites doses,
qui se dénaturent souvent par la dessication & donnent
des composés différens de ceux qui existoient en dissolution dans l'eau. Ce sont ces grandes difficultés
qui ont fait dire à *Bergmann* : » Que les hommes les
» plus versés dans la chimie, ceux mêmes qui ont le
» plus acquis dans cette science, ont encore besoin.

» d'une étude particuliere pour ne pas se tromper dans
» bien des cas. » Et voilà sur quoi nous fondons nos
droits à l'indulgence.

Le premier réactif que nous avons employé, c'est
le sirop de violete; une once de ce sirop récemment
préparé a été étendu dans quatre livres d'eau de la
Roche-Posay, bientôt il a perdu sa couleur bleue pour
passer au vert bien prononcé; ce changement de couleur n'anonce pas toujours, à la vérité, la présence
d'un alcali fixe, puisqu'il peut être produit par d'autres
substances, mais il prouve au moins que ces eaux ne
sont point acidules; la teinture aqueuse de *terra merita*
a acquis un rouge brun plus foncé, la teinture de
tournesol n'a éprouvé aucune espece d'altération, d'où
on doit conclure que les eaux de la Roche - Posay
n'étant point acidules, ne contienent point de gaz acide
carbonique développé, c'est - à - dire, sans qu'il soit
uni à une base quelconque avec laquelle il a beaucoup d'affinité, puisque d'après les observations de
Bergmann, ce qu'il appele *acide aérien* (le gaz acide
carbonique) a une action directe sur le tournesol qu'il
fait passer de suite à une couleur rouge plus foncée.

La couleur brune des silex qu'on rencontre dans
les environs de la fontaine, la même couleur que l'on
remarque sur les pierres des murs qui la divisent,
avoient porté M. *Martin* à croire que les eaux de la
Roche-Posay devoient contenir du fer, même en assez
grande quantité; en conséquence, pour justifier jusqu'à
quel point cette opinion poûvoit être fondée, nous

avons employé le prussiate de chaux préparé de la maniere indiquée par M. *de Fourcroy* ; une once de cette liqueur a été versée, peu à peu, sur quatre livres d'eau de la fontaine , et nous n'avons obtenu qu'un très-leger changement de couleur, presqu'impossible à définir , mais qui approchoit un peu du petit lait le mieux clarifié ; au bout de trois jours nous avons eu un précipité blanc très-tenu, qui n'a point resté sur le filtre. Pour suivre cette opération, nous avons versé une once de teinture spiritueuse de noix de galle sur quatre livres d'eau de la fontaine , le mélange a pris seulement une couleur rousse ; au bout de vingt-quatre heures il y a eu un précipité d'une poussiere grise, et la surface de l'eau s'est recouverte d'une pellicule réflé-chissant les couleurs de l'iris ; la liqueur décantée et filtrée, il est resté sur le papier vingt-deux grains de résidu qui ont été mis dans un creuzet et poussé à un feu assez violent, lorsqu'il a été refroidi , aucune partie n'a été attirée par l'aimant. La grande affinité de la noix de galle avec l'oxigene , nous porte à croire que s'il y avoit eu du fer combiné par son moyen et tenu en dissolution dans l'eau de la Roche-Posay , il devoit y être en bien petite quantité , puisqu'il n'a pas été sensible aux réactifs employés. Ne pouroit-on pas alors attribuer la couleur noire des pierres plutôt au soufre contenu dans l'eau qui s'atache aux parties ferrugineu-ses contenues dans les pierres, qu'à l'oxide noir du fer contenu dans l'eau et déposé sur les pierres.

Une livre d'eau de chaux jetée dans quatre livres

d'eau de la fontaine, il en est résulté sur-le-champ un précipité blanc qui s'est fait par flocons et qui est resté suspendu pendant quelque temps au milieu du vase; quarante-huit heures après, tout le précipité étoit descendu au fond, tandis que l'eau de la partie supérieure avoit repris sa premiere limpidité; la liqueur décantée, le reste a été filtré et desséché avec précaution à un feu doux, c'étoit une poussiere blanche à-peu-près sans saveur, pesant cinquante-deux grains. Il y a eu évidemment dans cette opération un dégagement d'acide carbonique, qui a abandoné les principes fixes qu'il tenoit en dissolution, pour s'unir à l'eau de chaux avec laquelle il a plus d'affinité; pour en connoître la nature, ils ont été traités par les acides : la totalité du résidu a été partagée en deux parties égales, et nous avons versé sur une d'elles, deux gros d'acide sulfurique, il s'est fait sur-le-champ une forte effervescence, et quarante-huit heures après, nous avons trouvé un sel grisâtre que nous avons reconu pour du sulfate de chaux, uni avec un peu de corbonate calcaire, le tout pesant vingt-huit grains. L'autre moitié traitée par l'acide muriatique a paru entierement dissoute avec effervescence; ayant versé sur cette dissolution quelques goutes d'ammoniac pur, il en est résulté un précipité si foible, que nous n'avons pu le recueillir. D'où nous avons conclu, que s'il y avoit du carbonate de magnésie, il y étoit en trop petite quantité pour y être sensible sur d'aussi petites masses, ou bien encore qu'il pouvoit y être uni au sel ammoniacal pour former avec lui un sel magnésien, uni par une triple affinité qui constitue les trisules de M. *de Morvau*.

La présence du sulfate calcaire nous paroît donc bien démontrée dans les eaux de la Roche-Posay, à la quantité de dix à douze grains par livre d'eau, et celle du carbonate calcaire à celle de sept à huit grains aussi par livre d'eau. Il nous a paru très-difficile pour ne pas dire impossible de déterminer par ces procédés la juste proportion de ces combinaisons : d'abord en raison de la perte qu'on éprouve nécessairement pendant la filtration et la dessication, ensuite parce qu'on ne peut déterminer la quantité de carbonate calcaire qui est produite par l'union de l'acide carbonique qui est déplacé et qui va s'unir à l'eau de chaux. Cette observation doit être appliquée à toutes les estimations de quantité des principes obtenus par les réactifs.

D'après l'expérience précédente, nous avions lieu de soupçonner de la magnésie dans les eaux de la Roche-Posay ; nous n'avions pu en obtenir du résidu précipité par l'acide sulfurique, nous essayâmes d'en obtenir de l'eau même à l'aide du réactif qui y étoit le plus propre : sur quatre livres d'eau de la fontaine, nous avons versé quatre gros d'ammoniac, le mélange s'est d'abord troublé légérement, ce n'est que trois jours après qu'il y avoit un léger précipité qui filtré et desséché avec la plus grande précaution, pesoit sept grains et n'étoit encore que du carbonate calcaire, uni à une quantité de magnésie inappréciable.

Pour suivre les opérations précédentes, nous avons

versé peu à peu demi-once d'acide oxalique, sur quatre livres d'eau de la Roche-Posay, le mélange s'est troublé desuite en prenant une couleur laiteuse; vingt-quatre heures après, il y a eu un précipité d'une matiere très-blanche, et le liquide contenu dans la partie supérieure du vase avoit acquis plus de transparence qu'il n'en avoit avant l'opération. Ce résidu filtré et desséché a laissé sur le papier vingt-sept grains d'une poussiere blanche qui, traitée par les acides, a donné vingt-deux grains de carbonate de chaux et quelques grains de magnésie. Voici donc encore le carbonate calcaire démontré à la quantité de cinq à six grains par livre d'eau, et la magnésie qui, pour cette fois, peut être estimée à un grain par livre tout au plus. D'où on peut conclure que s'il y a de l'acide sulfurique dans les eaux de la Roche-Posay, il y est en bien petite quantité, et que même il n'y en a pas du tout, parce que la magnésie peut bien y être combinée, ainsi que les autres substances fixes que nous avons déjà rencontrées avec le gaz carbonique.

L'odeur hépatique ou sulfurée que répand au loin l'eau de la fontaine, ainsi que nous l'avons déjà observé, indiquoit assez la présence du gaz hydrogene ; les belles expériences de MM. *Bergmann* et *de Fourcroy* ayant démontré qu'il ne pouvoit y être combiné avec l'eau qu'à l'aide du soufre qu'il y tient en dissolution, nous nous sommes servis des moyens qu'ils indiquent pour l'y reconnoître.

Sur quatre livres d'eau de la fontaine nous avons
versé

versé peu à peu deux gros d'acide nitreux, aussi-tôt l'odeur hépatique s'est sensiblément dévelopée, mais elle a bientôt disparu ; l'hydrogene qui a plus d'affinité avec l'oxigene de l'acide nitreux qu'avec le soufre, s'est uni avec lui pour former de l'eau qui s'est confondue dans la masse & le mélange troublé a pris une couleur semblable à celle que donne à l'eau l'acétitte de plomb. Au bout de quarante - huit heures il n'y avoit aucun dépôt; la liqueur passée n'a rien laissé sur le filtre et a toujours resté trouble.

Nous avions bien obtenu dans cette opération un dégagement de gaz sulfuré, bien manisfesté par l'odeur, mais nous n'avons pu fixer le précipité, il étoit si tenu et si bien suspendu dans l'eau que le papier quoique mis en double, n'avoit pu l'en séparer. D'ailleurs nous avions bien pu confondre l'odeur de l'acide nitreux avec celle du gaz sulfuré, et cette couleur louche que nous avons remarquée pouvoit être aussi bien attribuée au carbonate calcaire, qui n'étant point assez saturé d'acide n'avoit pu faire un précipité de sulfate calcaire, qu'au soufre abandoné par l'hydrogene, l'expérience suivante ne laissa plus aucun doute.

Sur quatre livres d'eau de la fontaine, nous avons versé lentement et gouté à goute deux gros d'acide sulfureux, il s'est dégagé aussi-tôt une grande quantité de bulles de fluide élastique donnant une odeur de gaz sulfuré plus forte que dans l'expérience précédente, et l'eau a pris une couleur tout-à-fait laiteuse qu'elle a constament gardé pendant trois jours sans

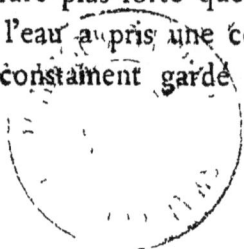

D

faire de dépôt, filtrée au simple papier elle a conservé
son opacité sans laisser de précipité sur le filtre; pour
connoître enfin la nature de cette matiere suspendue,
nous avons mis le mélange en évaporation sur un bain
de sable, aussi-tôt qu'il a senti la chaleur, il s'est
exalé une odeur absolument semblable à celle du soufre
qui se sublime; l'eau a repris insensiblement sa transparence, et la matiere qui la troubloit s'est déposée
lentement au fond de la capsule sous forme globuleuse
et d'une couleur jaune; l'évaporation poussée à siccité,
les globules se sont afaissés, et il est resté une matiere
qui, desséchée avec soin, pesoit onze grains; traitée
par les acides, nous avons obtenu trois grains de soufre,
et huit grains de carbonate calcaire. On pouroit conclure de cette expérience que l'eau de la Roche-Posay
ne contient pas un grain de soufre par livre, mais
si on considere que pendant cette opération, on a
senti une forte odeur de soufre qui se sublime, que
pendant la manipulation on perd toujours quelque chose,
on peut bien estimer que cette eau contient au moins
un grain de soufre par livre.

Pour confirmer l'expérience précédente, nous avons
employé l'acide muriatique. Demi-once de cet acide
a été versée sur quatre livres d'eau de la fontaine, il
s'est manifesté, desuite, une odeur de gaz sulfuré bien
sensible, mais qui a bien-tôt disparu; on voyoit une
quantité considérable de petites bulles d'air s'agiter
dans le vase du haut en bas et de bas en haut. Le
mélange s'est troublé insensiblement, et au bout de

deux jours il a été mis en évaporation : au premier
coup de feu qu'il a senti, l'odeur sulfurée s'est ma-
nifestée de nouveau, l'opération poussée à fin il est
resté au fond de la capsule une poussiere d'un gris
jaune qui desséchée pesoit sept grains, ce résultat a
été projeté sur des charbons ardens et il a donné une
flamme violete, avec une odeur de soufre bien marquée.

· Sur quatre livres d'eau de la Roche - Posay, nous
avons versé une once de dissolution nitrique d'argent,
il s'est formé desuite dans le mélange des stries blan-
ches qui se précipitoient à vue d'œil, et il se dégageoit
en même temps une odeur légérement sulfureuse. La
liqueur filtrée, le résidu resté sur le papier sembloit
prendre une consistance mucilagineuse et une couleur
brune, en désséchant; il pesoit douze grains. En nous
rendant compte des phénomenes de cette opération
nous avons pensé que ce précipité ne pouvoit être
que du muriate d'argent formé par l'acide marin contenu dans l'eau, qui ayant plus d'affinité avec l'argent
que l'acide nitreux, s'en est emparé pour former les
douze grains de muriate d'argent, et que la couleur
brune que nous avons observée, ne peut être attribuée
qu'a quelques portions de soufre qui ont été précipités
pendant l'opération. Maintenant comme il est reconu
d'après les belles expériences *de Bergmann* qu'il ne peut
y avoir qu'un quart d'acide dans le muriate d'argent,
nous conclurons qu'il y avoit trois grains d'acide muriatique dans les quatre livres d'eau que nous avons
employées. Sachant d'une autre côté que le muriate

de soude ne contient que moitié d'acide marin, nous devons conclure que cette même quantité d'eau contenoit six grains de muriate de soude et par conséquent un grain et demi par livre d'eau.

Tels sont les effets des réactifs que nous avons employés, et les observations qu'ils nous ont suggéré; nous aurions pu en employer un plus grand nombre sans en recueillir de résultats plus satisfaisans; les chaux métalliques, par exemple, loin d'éclaircir les résultats ne servent qu'à les confondre et les embrouiller; elles contienent essentiélement la bâse acidifiante (l'oxigene) dont les affinités varient en raison des corps avec lesquels il se trouve en contact, forment des combinaisons sulfureuses avec l'hydrogene et dénaturent tellement les élémens simples qu'on ne peut plus reçonoître ni leurs qualités ni leur quantités.

Il resteroit cependant encore une grande difficulté à résoudre; ce seroit d'après l'action connue des réactifs, de déterminer dans quel ordre de combinaison ces substances sont unies les unes aux autres et c'est-là sans doute dans l'emploi des réactifs, la question la plus difficile, sa solution tient à une connoissance bien exacte des attractions électives sur lesquelles nous ne nous permettrons pas de hazarder notre opinion.

ANALYSE par l'évaporation.

De tous les moyens d'analyse employés par les anciens chimistes, celui de l'évaporation leur avoit paru le plus sûr pour reçonoître exactement les principes constitutifs des eaux , mais leurs connoissances à cet égard étoient bien loin du but qu'ils vouloient atteindre ; & mal-gré que depuis quelque temps les procédés de la chimie moderne aient acquis beaucoup plus de certitude dans leur marche, il reste encore des difficultés presqu'insurmontables qui n'ont point été aplanies. On peut bien par ce procédé connoître la nature ou même la quantité approximative des principes fixes contenus dans les eaux, encore sont-ils souvent altérés par la chaleur qui tend bien plutôt à confondre les divers élémens qu'à les séparer ; mais tout le fluide élastique, toutes les parties volatiles essentiélement minéralisantes, sont dissipées ou confondues, et il s'est formé de nouveaux mixtes totalment différens des substances simples qui existoient auparayant (a).

. Nous ne raporterons point ici tous les essais, nous dirons même tous les tatonemens que nous avons été obligés de faire sur les produiss de l'évaporation de l'eau de la Roche-Posay ; dans une matiere d'une aussi grande difficulté, les expériences ne peuvent être trop multipliées ; plusieurs de celles que nous avons faites, confirment les résultats que nous avons obtenus par les réactifs, d'autres sans les contrarier absolument, nous ont présentés des variantes et des phénomenes difficiles à résoudre : nous allons raporter les faits qui nous ont paru les plus satisfaisans.

. (a) Nous avons fait voir ailleurs les inconvéniens de la distillation.

Vingt-cinq pintes d'eau de la Roche-Posay ont été mises en évaporation dans une terrine de grès. Le feu a été entretenu à peu près à la même température, pendant trois jours de suite, l'évaporation s'est faite sans ébullition. Pendant la durée de cette opération, il ne s'est manifesté aucune odeur plus forte qu'auparavant ; l'eau s'est légérement troublée et a pris une couleur d'opale claire ; il se précipitoit évidemment une poussiere blanche avec dégagement de fluide élastique, qui partoit du fond du vase sous forme de petites bulles. Vers la fin de l'opération, la surface se recouvroit d'une pellicule réfléchissant les couleurs de l'iris, qui se précipitoit au fond du vase, à la moindre agitation. Quand le résultat de l'opération a été réduit à la consistence d'une pâte molle, il a été placé dans une capsule de porcelaine et séché au four. Il avoit alors une couleur brune et pesoit deux gros vingt-sept grains. Ce résidu a été mis en digestion pendant trois jours, dans six onces d'alkohool, le vase bien fermé et agité plusieurs fois par jour; après ce temps, la liqueur a été filtrée et mise à part. Ce qui a resté sur le filtre a été mis dans une pinte d'eau distillée et poussée à l'ébullition pendant un quart d'heure, cette liqueur également filtrée a encore été mise à part. Ce qui restoit sur le filtre et qui n'étoit plus dissoluble dans ces deux menstrues, a été mis en digestion sur un bain de sable dans quatre onces de vinaigre distillé. Six heures après la liqueur filtrée, ce qui restoit sur le papier, n'étoit plus que du soufre uni à une petite partie de poudre siliceuse, le tout pesant trente-deux grains.

Nous avons passé ensuite à l'examen des différentes dissolutions obtenues par l'esprit de vin (l'alkohool), l'eau distillée et le vinaigre.

L'esprit de vin chargé de toutes les parties qu'il avoit pu dissoudre a été évaporé jusqu'à siccité et nous avons reconu, à l'aide des réactifs acides, dix grains de chaux, vingt-cinq grains de muriate de soude et quelques grains de magnésie.

L'eau distillée, aussi chargée des principes qu'elle avoit pu dissoudre, a été mise en évaporation, le residu a pareillement été desséché et traité par les mêmes moyens que le précédent, & nous avons obtenu trente-cinq grains de sulfate de chaux unis à un peu de muriate de soude, que nous avons distingué à sa saveur.

La dissolution obtenue par le vinaigre, soumise aux mêmes procédés, nous avons eu en résultat quarante-cinq grains de carbonate calcaire; encore uni à une petite quantité de magnésie.

Il est bien évident que dans cette analyse, nous avons retrouvé à bien peu de chose près, les mêmes principes que nous avions obtenus par les réactifs, et c'étoit là notre principal but dans cette seconde recherche, et si les quantités sont bien plus foibles, nous ne devons l'attribuer qu'aux grands détails de cette opération pendant la manipulation desquels il se fait toujours des pertes inévitables, même entre les mains les plus exercées.

« Dans cette seconde opération nous avons. bien aperçu un peu de silex qui nous avoit échapé dans la première ; mais nous n'avons pu retrouver l'hydrogène, ce principe puissant qui minéralise si essentiélement les eaux de la Roche-Posay, il s'est dégagé pendant l'évaporation en laissant à nu une partie du soufre qu'il tenoit en dissolution ; et si nous n'avons point reconu son odeur pendant sa volatilisation, c'est qu'il s'est échapé d'une maniere trop lente pour devenir sensible à l'odorat. Il a cependant donné des preuves de son dégagement en colorant en brun avec des stries jaunes, de petites lames d'argent bien polies suspendues au-dessus de l'eau en ébullition. Quel moyen d'ailleurs de le fixer ? M. *de Fourcroy* déclare que la chimie n'en possede aucun pour obtenir ce gaz pur, des eaux sulfureuses qui le contienent, et qu'on ne peut en aprécier la quantité que d'après celle du soufre que les acides ont précipité, calculée sur les bases données par *Bergmann*. En suivant cette méthode, il résulte de notre analyse, que l'eau de la Roche-Posay contenant à péu près un grain de soufre par livre d'eau, elle doit contenir sept pouces cubiques de gaz hydrogene par même quantité, d'après les proportions données par *Bergmann* lui-même et adoptées par tous les chimistes.

RÉSULTATS.

Raprochons maintenant les divers phénomenes que nous avons observés et présentons-les sous un point de vue qui puisse faire connoître les eaux que nous

avons

avons analysées ; parmi les moyens employés, les uns ont précipité les matieres terreuses et salines qui y sont en dissolution, les autres ont porté leur action sur ces deux principes en nous indiquant le fluide élastique qui leur servoit de moyen d'union.

Le sirop de violete nous a prouvé que l'eau de la Roche - Posay ne contenoit point d'acide dévelopé, expérience confirmée par la teinture aqueuse du terra mérita et de tournesol.

La teinture spiritueuse de noix de galle, le prussiate de chaux, ces réactifs si puissans pour démontrer la plus petite parcelle de fer, ont montré qu'elle n'en contenoit aucune.

L'eau de chaux a démontré la présence du sulfate calcaire, du carbonate de chaux unis à un peu de magnésie.

L'ammoniac a confirmé cette expérience.

L'acide oxalique a encore prouvé l'existence du carbonate calcaire et de la magnésie.

L'acide nitreux en augmentant l'odeur sulfurée, a démontré la présence de l'hydrogene.

L'acide sulfureux en confirmant cette expérience, nous a montré la présence du soufre.

L'acide muriatique a donné à peu près les mêmes résultats, et la dissolution nitrique d'argent a indiqué le muriate de soude.

Nous pouvons donc conclure, d'après l'action comparée de ces réactifs appréciés avec toute l'exactitude

E

dont nous avons été susceptibles, que l'eau de la Roche - Posay contient les principes indiqués, aux quantités suivantes.

Sulfate calcaire tenu en dissolution par le gaz acide carbonique, 10 à 12 grains par livre d'eau.

Carbonate calcaire tenu en dissolution par le même moyen, 7 à 8 grains par livre d'eau.

Magnésie calcaire tenu en dissolution par le même moyen, 1 grain par livre d'eau.

Soufre tenu en dissolution par le gaz hydrogène, 1 grain par livre d'eau.

Gaz hydrogene combiné avec l'eau par le moyen du soufre, 8 pouces cubes par livre d'eau.

Muriate de soude tenu en dissolution par l'acide muriatique, 1 grain $\frac{1}{4}$ par livre d'eau

D'après les principes reconus que nous venons d'établir, il est évident que les eaux de la Roche-Posay sont des eaux minérales sulfureuses froides, et qu'elles doivent jouir de toutes les vertus propres et reconues aux eaux de cette espece. Si le soufre n'agit pas ici par sa grande quantité, il doit tenir ses qualités de sa grande division, qu'il doit au fluide élastique (le gaz hydrogene), par le moyen duquel il est tenu en dissolution. Les principes fixes que nous avons trouvé, ainsi que le gaz moins dévelopé auquel ils sont unis, ne peuvent être considérés que comme accessoires à ses vertus médicamenteuses et lui donner seulement un peu plus d'énergie.

MALADIES auxquelles peuvent convenir les eaux de la Roche-Posay. — Maniere de s'en servir.

Les eaux sulfureuses considérées en général, sont reconues pour resserrer le ventre, pousser les urines, augmenter le mouvement de la circulation et conséquemment la transpiration; diminuer le someil, exciter le crachement de sang chez les persones délicates et sujetes aux hémorragies; celle de la Roche-Posay plus heureusement combinées avec les principes qui les minéralisent n'ont point ces inconvéniens et l'expérience n'a jamais prouvé pareils accidens chez ceux qui en ont fait usage. Elles sont employées avantageusement dans les fievres intermittentes occasionées et entretenues par l'engorgement des visceres du bas ventre; c'est un apéritif doux qui fond les congections lymphatiques ou bilieuses, stimule doucement les organes dans l'inertie, augmente sans irritation les mouvemens de réaction, divise et entraîne les matieres glaireuses, neutralise les matieres acides contenues dans l'estomac & les intestins; l'observation suivante en fournit un exemple frapant.

Madame *de Pardieu* de St. Gilles, département de l'Indre, portoit depuis long-temps une obstruction au foie avec chaleur brûlante à cette partie, dérangement complet de l'estomac et de toutes les facultés digestives, elle fit usage pendant un mois des eaux de la Roche-Posay et elle fut entiérement guérie.

E 2

Elles ne sont pas moins avantageuses dans les maladies de poitrine pour fondre les tubercules, déterger
les ulceres et les cicatriser; elles ont cette vertu particuliere de ne point exciter d'hémophtysie chez les
persones les plus irritables, sur-tout si on a l'attention
de les prescrire à des doses modérées et coupées avec
le lait. Elles conviennent parfaitement dans les dyssen-
teries chroniques, dans les maladies de la .membrane
muqueuse de l'estomac, des intestins et des voies
urinaires; elles favorisent la sortie des graviers contenus
dans les reins et la vessie; elles alterent et divisent les
parties glaireuses qui les envelopent. Elles ont été
employées avantageusement contre la jaunisse et la
clorose et pour le rétablissement des régles diminuées
ou supprimées; les histériques et les hypocondriaques
sont toujours soulagés par son usage. On s'en sert
utilement dans les affections nerveuses suivies de paralysie, ou à la suite desquelles il reste une rigidité
musculaire qui prive les organes de leurs fonctions.

. Parmi les nombreux exemples que nous pourions
citer, nous choisirons celui de Madame *Avron*, de
Preuilly. En 1786, cette dame, agée alors de 45 ans,
éprouva, dans un .moment critique, une frayeur subite
qui excita un mouvement si violent dans les muscles
du col, que la face fut portée à l'instant sur le côté
gauche, de maniere que le menton touchait à l'épaule;
restée. dans cette facheuse position, elle essaya inuti-
lement tous les remedes qui lui furent indiqués; après

plusieurs mois de traitement, elle s'adressa à Paris à
M. *le Dru* qui l'électrisa pendant plus d'un mois sans
obtenir de succès ; revenue dans son pays, au mois
de juillet de la même année, elle fit usage des eaux
de la Roche-Posay et deux mois après la tête reprit
sa position naturele et la malade fut entiérement réta-
blie. Quelques années auparavant, cette même dame
avoit été guérie d'une douleur d'estomac très-opiniâtre
par l'usage des mêmes eaux.

En ce même temps, M. de *Fontenailles* âgé de 45
ans, fut guéri d'une paralysie complete sur les quatre
extrémités, qui étoit la suite de douleurs aigues éprou-
vées long-temps dans ces parties.

Les maladies auxquelles on a toujours plus particuliérement recomandé les eaux sulfureuses, sont celles
de la lymphe, telles que les écroueles ; les maladies de
la peau, telles que la teigne, les dartres, la gâlle anciene, rebelle ou répercutée, et c'est sur-tout dans ces
circonstances que les eaux de la Roche-Posay peuvent
être employées avec le plus de succès. Le nombre
étonant de cures qu'elles ont opérées pouroit les faire
considérer, pour ainsi dire, comme le spécifique de
ces maladies; rien n'étant plus propre à démontrer une
vérité que l'expérience soutenue, nous allons citer
plusieurs exemples des plus frapans.

M. *Bertrand*, de Loudun, éprouvoit depuis trois
ou quatre ans les ravages d'une humeur dartreuse qui
se portoit sur la figure et qui avoit déja rongé une

partie des ailes du nez, il fit usage pendant quatre saisons consécutives des eaux de la Roche - Posay, et il fut guéri radicalement.

M. de C. * * *, ancien directeur des aides, âgé de 56 ans, portoit depuis long-temps une dartre vive qui lui couvroit le visage, acompagnée de gros boutons qui fournissoient sans cesse une humeur rongeante, après un mois d'usage des eaux la maladie disparut entiérement pour ne plus revenir.

Madame L.*** étoit sujete dès son bas âge à une éruption dartreuse qui parcouroit alternativement les bras et les cuisses ; deux de ses enfans qui tenoient d'elle cette cruele maladie, en avoient toutes les parties du corps infectées, il firent usage, tous les trois ensemble, des eaux de la Roche-Posay, et l'humeur dartreuse, quoique très - invétérée, fut entiérement détruite.

Monsieur de la P.***, ancien lieutenant général des armées du roi, avoit contracté la galle, qui fut mal-traitée dans son principe. Depuis six ans il avoit pris tous les remedes qui lui avoient été prescrits tant à Paris, à Londres qu'à Montpellier, sans succès ; un officier irlandois qu'il rencontra, par hazard, en route, lui indiqua les eaux de la Roche-Posay, dont il s'étoit servi dans une cirçonstance semblable, et au bout de deux mois il fut guéri d'une maladie contre laquelle avoient échoués tous les moyens de l'art les mieux dirigés.

En voici sans doute assez pour pouvoir conclure que les eaux de la Roche-Posay peuvent convenir et être utilement employées dans un grand nombre de maladies chroniques ; qu'elles sont particuliérement propres aux maladies lymphatiques, aux affections cutanées ; qu'elles sont apéritives, fondantes, diurétiques et détersives, et qu'on peut en conseiller l'usage dans les cas difficiles où les autres eaux sulfureuses pouroient être plutôt nuisibles que profitables.

Les eaux de la Roche-Posay peuvent être employées en boissons, bains, douches et lotions suivant les cas différens auxquels on les aplique ; nous avons déjà remarqué que ces eaux, qu'on doit regarder comme froides, conservent cependant, indépendement de la chaleur atmosphérique, un degré de chaleur qui leur est particulier, et qu'on ne peut attribuer qu'à leur qualité sulfureuse ; de-là vient aussi qu'on peut les employer sans craindre les inconvéniens qu'on a à redouter des eaux minérales froides, qui sont de nuite par leur fraîcheur aux estomacs délicats. D'ailleurs, elles peuvent être chaufées jusqu'à vingt et vingt-cinq degrés du thermometre de *Réaumur*, chaleur suffisante pour les douches et les bains, sans perdre sensiblement des qualités minérales exigées dans cette maniere de s'en servir.

On pouroit faire usage toute l'année des eaux de la Roche-Posay, si elles n'étoient pas susceptibles de s'altérer par le transport ; mais elles se dégazent facile-

ment autant par l'agitation que par le contact atmosphérique , et sont ainsi privées d'une partie de leurs
principes , à moins qu'on ne mette la plus grande précaution à fermer les vases , et qu'on ne les transporte
pas bien loin. La saison qui convient le mieux pour
les prendre à la source , c'est l'été , pendant les mois
de messidor , thermidor et fructidor. On les boit le
matin à jeun , deux heures après le lever du soleil ,
on peut en prendre depuis une livre jusqu'à six ; dans
la matinée , en allant graduélement par verrées de
demi-heure en demi-heure. Elles passent ordinairement
plutôt par les urines que par les selles ou la transpiration. Les persones chez lesquelles elles exciteroient ,
dans les commencemens , des pesenteurs d'estomac ,
peuvent éguiser les premieres verrées avec deux gros
de tartrite de soude , ou de sulfate de magnésie , par
huit onces d'eau , et alors elles passent sans difficulté.
La maniere de prendre les bains , douches et lotions
doit être indiquée par le médecin qui les conseille , et
varie suivant les cas ; l'usage peut en être continué
sans danger , jusqu'à ce que le succès viene réaliser
l'espoir de celui qui y a recours (a).

(a) Les soins qui tienent au régime sont , à peu de choses
près , les mêmes pour toutes les eaux sulfureuses , et sont indiqués par-tout.

CONSIDÉRATIONS

CONSIDÉRATIONS *particulieres sur la fontaine de la Roche-Posay.*

Les eaux de la Roche-Posay sont, sans contredit, un des plus beaux présens que la nature ait fait au département de la Vienne, et les habitans ne peuvent trop se féliciter d'avoir, pour ainsi dire, sous leurs mains, un des moyens les plus efficaces que puisse employer l'art de guérir, quand il est bien dirigé. Si jusqu'à ce jour ils n'en ont pas tiré tout l'avantage qu'ils sont autorisés d'en attendre, c'est sans doute parce qu'il ne leur étoit pas assez connu. Je m'estimerois fort heureux si mon travail, en les éclairant sur leur propres intérêts, leur rendoit plus familier ce moyen de salubrité, et pouvoit contribuer, sous ce raport, à la conservation de leur santé qui fait le plus cher objet de ma sollicitude; mais il ne suffit pas pour déterminer entiérement la confiance, qu'une chose soit bonne, et qu'on le dise, il faut encore qu'elle soit environée d'un certain entourage qui la fasse rechercher, et c'est aux habitans de la Roche-Posay à qui ce soin doit être confié. C'est à eux de multiplier auprès de leur fontaine tous les établissemens qui peuvent y attirer les malades, et de balancer par leur industrie tous les avantages qu'on peut rencontrer par-tout ailleurs.

Un beau site, une campagne riante, des habitans doux et affables sont déjà beaucoup pour faire rechercher une fontaine salutaire, mais il faut encore être sûr d'y trouver un logement comode et pas trop loin

F

de la source, y avoir à sa disposition les aisances et les commodités de la vie ; procurer aux étrangers des plaisirs et des amusemens qui, en vivifiant l'indus-trie du pays, favorisent et hâtent la guérison ; savoir enfin réunir par-tout l'agréable et l'utile. C'est à ceux qui doivent recueillir les bénéfices qui résultent néces-sairement de l'affluence des étrangers, qu'il apartient de faire les premiers frais qui doivent en attirer le concours ; c'est donc aux habitans de la Roche-Posay d'édifier auprès de leur fontaine des bâtimens vastes et commodes où regneront l'ordre, la propreté et la salubrité, et où les étrangers pourront s'établir como-dément. Il est indispensable que ces bâtimens puissent contenir des salles de bains, de douches et même d'étuves. Le bassin de la fontaine doit être creusé et agrandi, une architecture simple et modeste doit indi-quer que là jaillit la source salutaire ; le fond doit être pavé, les parties latérales revêtues en pierre de taille ou de murailles bien enduites ; ces quatre petits murs en forme de croix, ridicules et inutiles, démolis ; le bassin entouré d'une enceinte de murs de quinze à vingt metres de diametre, qui défendra la fontaine des courans supérieurs qui, dans les temps de pluie et d'orage vienent se confondre avec ses eaux, la protégera contre les animaux et les enfans qui y apportent des corps étrangers et troublent sa limpidité ; établir un courant qui puisse vider le bassin à volonté et avoir une pente suffisante pour l'écoulement journalier.

Il est encore indispensable de faire autour de la

fontaine des plantations d'arbres ; qui ; bien dirigées et bien entendues, offriront aux étrangers leurs ombres secourables et leurs procureront une promenade aussi agréable qu'utile aux bons succès des eaux. Si des considérations pécuniaires, si les dépenses à faire pou-voient s'opposer aux réparations urgentes, aux embé-lissemens nécessaires que nous proposons, n'en trou-veroit - on pas facilemeut le dédomagement dans une foible rétribution qu'on pouroit exiger de ceux qui viendroient faire usage des eaux (a).

Tels sont les moyens que nous avons cru devoir proposer pour donner à la fontaine de la Roche-Posay toute la célébrité dont ses vertus médicinales la rendent susceptible.

_____

(a) C'est à l'aide de ce moyen qu'on a payé les réparations faites à la fontaine de Martigné presqu'entièrement détruite pen-dant la guerre de la Vendée. Nous tenons d'un particulier qui a pris les eaux de Pyrmont, qu'elles raportent plus de cent mille livres de rente au propriétaire.